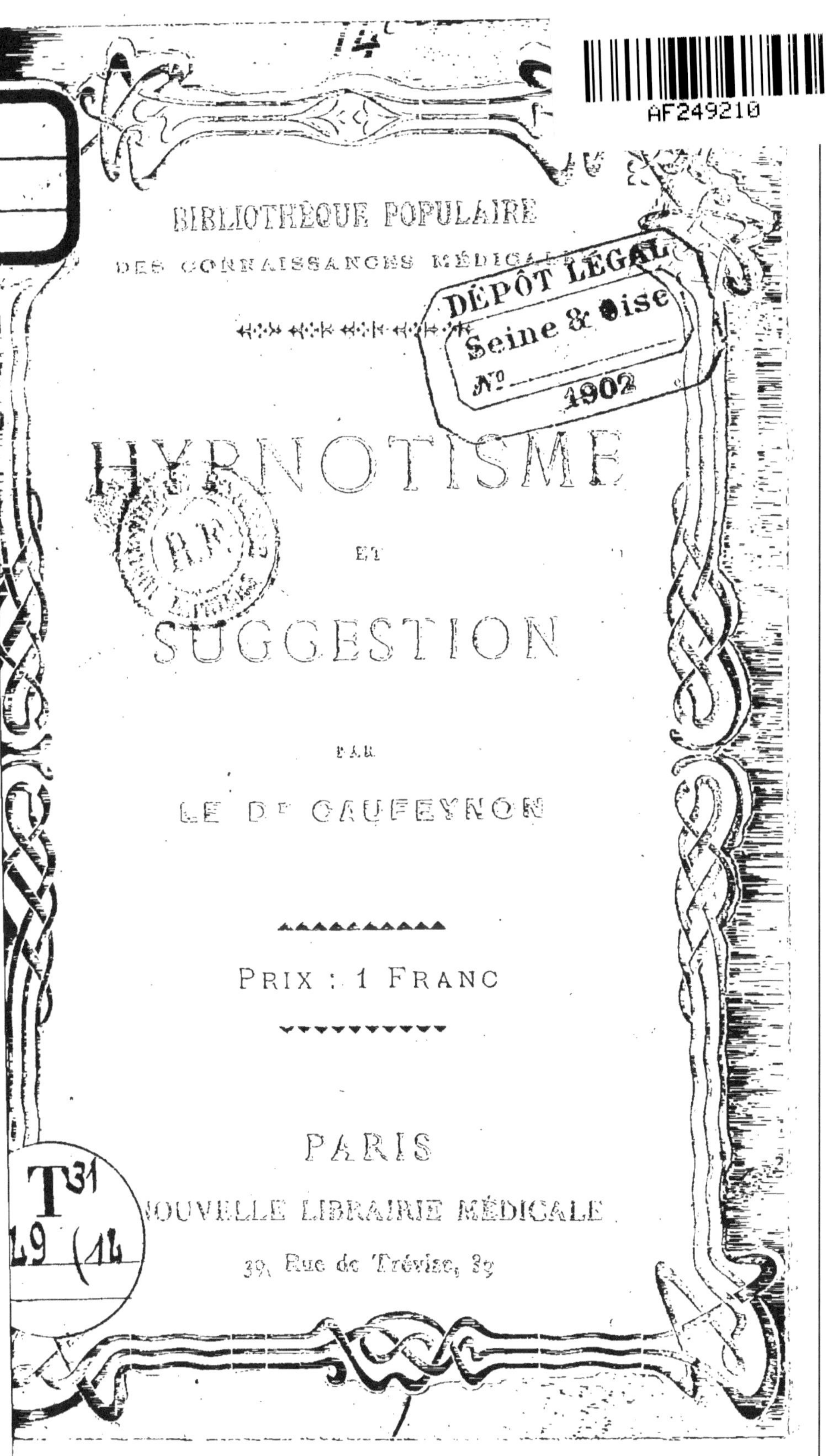

HYPNOTISME

ET

SUGGESTION

PAR

LE Dr CAUFEYNON

PRIX : 1 FRANC

PARIS

NOUVELLE LIBRAIRIE MÉDICALE

39, Rue de Trévise, 39

HYPNOTISME

ET

SUGGESTION

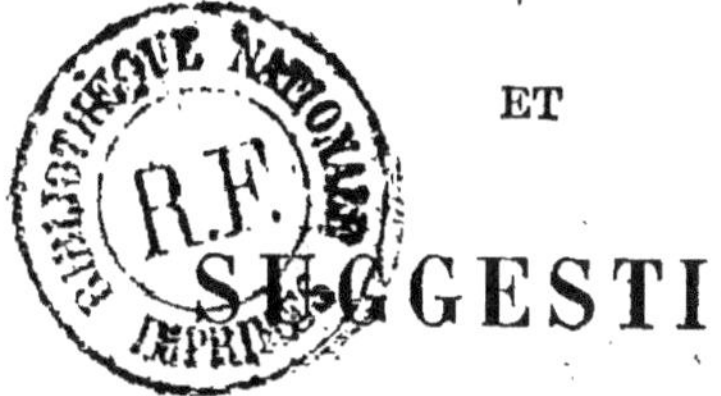

Docteur CAUFEYNON

HYPNOTISME

ET

SUGGESTION

Procédés d'Hypnotisme

Léthargie. — Catalepsie. — Hallucinations

Suggestions criminelles

PARIS

NOUVELLE LIBRAIRIE MÉDICALE

39, RUE DE TRÉVISE, 39

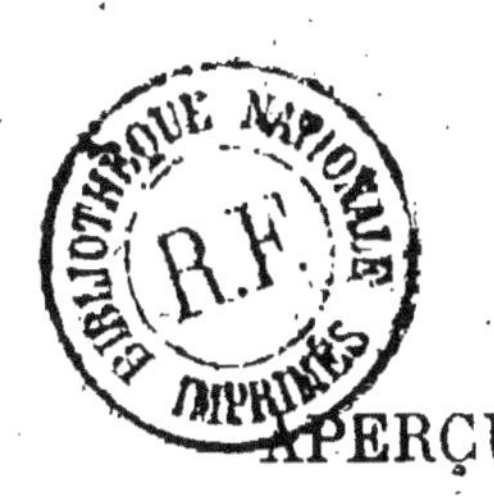

I

APERÇU HISTORIQUE

I

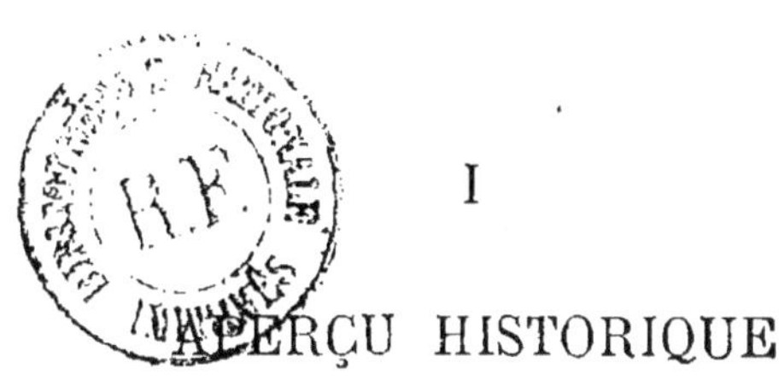

APERÇU HISTORIQUE

Dans l'antiquité on trouve une série de phénomènes qui ne sont explicables que par l'hypnotisme provoqué.

De tout temps, ce qu'on a appelé l'ascétisme contemplatif a été produit par la fixation prolongée de quelque objet brillant ou non, auquel on attachait quelque vertu, auquel on supposait quelque sainteté. Ces contemplations, aidées d'une violente excitation intellectuelle, étaient rapidement suivies d'hallucinations, d'apparitions et même d'attaques d'extase.

Dans l'Inde, les dévots arrivent à un semblable résultat par la fixation de l'espace. Les moines grecs font de même. Dans l'Islamisme, cependant si peu mystique qu'il soit, on trouve aussi l'hypnotisme naissant du son prolongé et monotone de certains instruments de musique.

Chez les disciples d'Hussein, on provoque l'extase au moyen de tambourins frappés sans cesse avec la même cadence rapide et monotone. La cérémonie a souvent lieu la nuit et bientôt les adeptes tombent dans une sorte d'extase où l'insensibilité de la peau est telle qu'on peut reproduire sur eux les différentes phases du martyre d'Hussein, sans leur arracher un cri, sans même qu'ils semblent se douter de rien.

Chez les Aïssaoua, ces phénomènes se montrent dans toute leur intensité.

Les adeptes sont généralement assis autour d'un grand feu, les tambourins font entendre leur bruit monotone. Peu à peu, les Aïssaoua tombent en extase, quelques-uns même sont pris de crises convulsives et poussent des cris prolongés; l'anesthésie devient complète et on voit les uns appliquer leur langue sur une barre de fer rouge, tandis que d'autres, inondés de sang, mâchent à pleines dents des figues de Barbarie dont les longues épines leur traversent les joues. Un grand nombre avalent des araignées et des scorpions vivants, d'autres mâchent des débris de verre.

En réalité, tous ces hypnotiseurs incons-
cients procèdent toujours de la même manière: fixation d'un point, avec strabisme intense, ou fixation de l'ouïe par un bruit
toujours le même.

Comme on le verra plus loin, ce sont ces
mêmes procédés qui sont encore employés
de nos jours pour reproduire des phénomènes qui sont tout à fait déterminés.

II

SOMMEIL HYSTÉRIQUE PROVOQUÉ

Impressions monotones et prolongées
État léthargique. — État cataleptique. —Impressions
subites et vives
Impulsions sensorielles automatiques

II

SOMMEIL HYSTÉRIQUE PROVOQUÉ

Impressions monotones et prolongées. — Etat léthargique. — Etat cataleptique. — Impressions subites et vives. — Impulsions sensorielles automatiques.

D'une façon générale, on peut dire que toute impression monotone et prolongée, ou vive, ou subite, peut déterminer le sommeil chez une hystérique en état d'opportunité, c'est là l'opinion de Charcot et de beaucoup d'autres spécialistes.

Toutes les hystériques ne sont pas aussi faciles à hypnotiser les unes que les autres.

Une malade s'endort d'autant plus aisément que le somnambulisme artificiel a été plus fréquemment et plus habituellement provoqué chez elle.

Parmi les impressions monotones et prolongées qui sont propres à déterminer l'hypnotisme, les impressions visuelles sont celles qui agissent le plus constamment et avec le plus d'efficacité.

Il y a près de trois siècles que Kircher avait remarqué qu'on arrive très facilement à endormir les poules, en les forçant à regarder fixement suivant sa longueur, une ligne blanche tracée sur le sol.

Certains fakirs de l'Inde, dans leurs pratiques mystiques, arrivent aisément à s'hypnotiser en fixant le regard sur l'extrémité de leur nez ou certain point de l'espace. Les moines de l'Athos s'endorment en regardant leur ombilic. De même lorsqu'on fixe le regard d'une hystérique sur un objet quelconque, brillant ou non, placé à quelques centimètres en avant au-dessus des yeux, de façon à provoquer la convergence des axes visuels, on détermine rapidement le sommeil. Il suffit, pour que l'impression visuelle agisse, qu'elle soit monotone et quelque peu durable. L'impression aura la même action lorsqu'elle s'exercera sur un sens autre que la vue. On peut, en effet, endormir des malades prédisposés en comprimant les oreilles, en faisant entendre un bruit monotone, sentir quelques instants une odeur, ou même en priant la malade de palper avec intention et insistance pendant quelques instants. Il semble que le cerveau se fatigue à percevoir la sensation uniforme et le résultat en est le sommeil. Chose curieuse, comme l'ont démontré les expériences de la Salpêtrière, une sensation subite et intense produit les mêmes effets. On peut immobiliser subitement et plonger dans le sommeil le plus profond, une hystérique, en faisant tout à coup retentir à son oreille le son éclatant d'un gong chinois, ou bien en dirigeant devant ses yeux un jet de lumière éblouissante.

Lorsqu'on invite une hystérique à fixer un objet quelconque brillant ou non, placé à quelques centimètres en avant des yeux et un peu au-dessus de la racine du nez, de manière à déterminer du strabisme convergent, on voit bientôt chez cette malade se succéder les symptômes suivants:

La respiration se ralentit, le regard de-

vient de plus en plus fixe; après quelques minutes un tremblement particulier de la lèvre
supérieure se produit. On entend souvent
une inspiration profonde suivie d'un peu
d'écume aux lèvres et un mouvement de déglutition bref et sonore. La patiente est endormie, ses yeux sont clos ou demi-clos, les
paupières animées d'un frémissement con-
tinu. Les membres deviennent flasques, pen-
dants; soulevés, ils retombent lourdement
lorsqu'on les abandonne à eux-mêmes.

Le sommeil ainsi provoqué est désigné
sous le nom d'*état léthargique*, il se distin-
gue des autres états hypnotiques, en ce que
les contractions des muscles sont facilement
produites par un simple attouchement ou un
frôlement, comme aussi le courant galva-
nique provoque, sans réveiller le sujet, des

secousses musculaires énergiques; ces applications faites sur un des côtés du crâne provoquent la contraction du côté opposé du corps, tandis que la malade une fois réveillée le même courant, appliqué de la même façon, ne donne lieu à aucun mouvement.

Le sommeil ou état somnambulique est un peu différent. « Cet état, dit Charcot, peut être déterminé directement par la fixation du regard ou par l'influence d'une excitation sensorielle faible, répétée et monotone. On le produit facilement chez les individus plongés au préalable, soit dans un état léthargique, soit dans un état cataleptique, en exerçant certaines frictions légères sur la face.

Le sujet placé dans l'état somnambulique a les yeux clos ou demi-clos. Abandonné à lui-même, il paraît endormi ou plutôt engourdi; son attitude est moins affaissée que dans l'état léthargique.

Dans le somnambulisme provoqué on remarque la raideur des jointures, et une exaltation remarquable de la peau, du sens musculaire et de quelques-uns des sens spéciaux. Il est alors facile, par voie de suggestion, de déterminer chez le sujet la mise en jeu d'actes automatiques très compliqués et très variés.

Il est intéressant de savoir que les fonctions intellectuelles acquièrent parfois dans l'état somnambulique une exaltation remarquable, et la sensibilité un degré de finesse véritablement étonnant. C'est à cet état que se rapportent la plupart des phénomènes qui ont été, au point de vue précédent, si attentivement décrits par les auteurs.

La malade cause alors avec une extrême lucidité, elle répond très nettement aux questions qu'on lui adresse. La mémoire a acquis une précision surprenante et l'on assiste à la renaissance d'images qui depuis longtemps s'étaient effacées de ses souvenirs. La patiente raconte son histoire, insiste sur certains détails de son passé qu'au réveil elle aura oubliés, récite des pages entières de littérature, apprises autrefois, et qu'en dehors du sommeil elle aurait grand'peine à se rappeler. Il s'agit là de la résurrection inattendue d'images restées depuis longtemps latentes dans les profondeurs du cerveau, ceci s'est même observé en dehors de l'état hypnotique. Paine en a rapporté des exemples :

« Une fille fut saisie d'une fièvre dangereuse, et, dans le paroxysme de son délire, on observa qu'elle parlait une langue étrangère que, pendant un certain temps personne ne comprit. Enfin, on m'assura que c'était du Gallois, idiome qu'elle ignorait entièrement lorsqu'elle tomba malade, et dont elle ne put dire une syllabe lorsqu'elle fut guérie. Pendant quelque temps cette circonstance fut inexplicable, jusqu'à ce que sur enquête, on trouva qu'elle était née dans le pays de Galles, qu'elle avait parlé la langue de ce pays pendant son enfance, mais qu'elle l'avait entièrement oubliée par la suite. »

Duval cite aussi un fait analogue :

« Une fille de 25 ans, très ignorante et ne sachant même pas lire, devenue malade, récitait d'assez longs morceaux de latin, de grec, d'hébreu rabbinique. A l'état de santé, elle parlait tout au plus sa propre langue. Pendant son délire, on écrivait sous sa dictée plusieurs des morceaux qu'elle débitait. En allant aux informations, on sut qu'à l'âge de 9 ans elle avait été recueillie par son oncle, pasteur fort savant, qui se promenait d'ordinaire, après son dîner, dans un couloir attenant à la cuisine, et répétait alors ses morceaux favoris d'hébreux et de grec. On consulta ses livres et l'on y trouva, mot pour mot, les morceaux récités par la malade. »

Ces faits expliquent suffisamment les cas réputés merveilleux et éclairent d'un singulier jour les histoires, exploitées à plaisir, d'hystériques acquérant tout à coup le don des langues dans le sommeil hypnotique.

L'hypnotique dans quelques cas peut lire

les yeux fermés, elle sent les odeurs à une grande distance, entend le plus léger bruit, en discerne les plus fines nuances. Une personne connue entre dans la pièce où se trouve la malade, celle-ci la reconnaît au bruit de son pas, et aux moindres paroles prononcées à voix basse du bout des lèvres. On devine tout le parti que le charlatanisme peut et a su tirer des particularités de cet état.

Lorsque chez un sujet dans l'état de somnambulisme provoqué, on exerce, à l'aide de doigts appliqués sur les paupières, une légère compression des globes oculaires, l'*état léthargique* remplace l'état somnambulique. Si, au contraire, relevant les paupières, on maintient dans un lieu éclairé l'œil ouvert, l'*état cataleptique* ne se produit pas.

Ce qui caractérise au premier chef l'état

cataleptique, c'est l'aptitude des membres à conserver pendant un temps, souvent fort long, les attitudes qu'on leur imprime; cette propriété spéciale des muscles est bien différente de celle observée dans le sommeil léthargique.

Dans la léthargie, en effet, le moindre contact suffit à provoquer une contraction ou une contracture du muscle; mais les membres sont inaptes à se maintenir dans la situation qu'on leur donne. Si l'on place, par exemple, le bras dans l'élévation en le soulevant par le coude, il retombe flasque le long du corps dès qu'on a cessé de le soutenir, et ne conserve l'attitude imprimée qu'au cas où une excitation, portée directement sur les muscles adducteurs en a produit la contracture. Dans la catalepsie, au contraire, sous l'influence de

l'irritation, de la pression et du frotte-
ment, etc., sa tonacité devient telle que le
membre soulevé reste exactement dans la situation où on l'a placé.

« Le trait le plus saillant de l'état cataleptique, dit Charcot, c'est l'immobilité. Le
sujet, alors même qu'on l'a placé debout,
dans une attitude forcée, se maintient en par-
fait équilibre et semble comme pétrifié. Les
yeux sont ouverts, le regard fixe, la physionomie impassible; et, comme il ne se fait que
de très rares clignements de paupières, les
larmes s'accumulent et s'écoulent bientôt sur
les joues. Les mouvements respiratoires eux-
mêmes, s'affectent dans le sens de l'immobilité. »

Les membres, et l'on peut en dire autant
de toutes les parties du corps, gardent sans

fatigue et pendant un temps fort long les positions même les plus difficiles à maintenir qu'on leur a communiquées. Lorsqu'on les soulève et les déplace, ils donnent la sensation d'une grande légèreté, et, soit qu'on les fléchisse, soit qu'on les étende, les articulations ne font éprouver aucune résistance.

On peut provoquer directement la catalepsie chez une hystérique éveillée, au moyen d'une impression subite et vive. Lorsque, comme nous l'avons dit plus haut, on fait raisonner brusquement un gong à l'oreille de la malade; lorsqu'on projette sur les yeux la lumière vive d'une lampe électrique, on n'obtient pas, comme à l'aide d'impressions prolongées, le sommeil léthargique, mais on fait directement apparaître la catalepsie. Le cerveau est comme surpris par la sensation intense qu'il perçoit et l'état cataleptique, ainsi obtenu, est plus prononcé que celui auquel on arrive par le procédé suivant.

Au lieu de produire directement par les moyens ci-dessus la catalepsie chez une malade éveillée, on peut y arriver indirectement en faisant passer la patiente, non de l'état de veille, mais du sommeil léthargique, à l'état cataleptique. La chose se fait très facilement.

Dans la léthargie, les paupières sont généralement abaissées, si on les soulève, soudainement la léthargie fait place à la catalepsie. Les modifications profondes et rapides qu'on obtient par ce procédé si simple sont bien dues à l'action des rayons lumineux sur le cerveau, et cela est si vrai que, chez les malades léthargiques, on peut impunément soulever les paupières dans l'obscurité, sans que la catalepsie apparaisse.

Grâce à ce procédé, qui permet de passer avec une très grande facilité d'un état à un autre, on a pu arriver à produire chez la même malade, en même temps que les symptômes de la catalepsie d'un côté du corps, ceux de l'état léthargique de l'autre.

Dans la léthargie, la malade est apte à parler, à répondre aux questions, elle cesse de l'être dans la catalepsie. On a beau appeler la patiente, l'interroger, elle est sourde à toutes les paroles qu'on lui adresse et ne profère aucun mot.

On fait cesser en général la catalepsie aussi aisément qu'on la provoque. Il suffit pour cela de souffler, par exemple, sur la figure de la malade, ou encore de comprimer la région ovarienne douloureuse. Dans ce cas on détermine un réveil immédiat et un retour à l'état normal. Mais de même qu'on peut passer du sommeil léthargique à la catalepsie, de même on revient facilement de la catalepsie à la léthargie : du premier état on passe au second en soulevant les paupières, on revient au premier et les abaissant ou en plongeant la malade dans l'obscurité.

Dans la catalepsie, la sensibilité spéciale n'est pas toujours abolie. « Certains sens, la vision, l'audition en particulier, dit Charcot, conservent du moins en partie leur activité sensorielle, permettent souvent d'impressionner le sujet cataleptique et de susciter chez lui, par voie de suggestion, des impulsions automatiques. Alors les attitudes fixes, artificiellement imprimées aux membres, font place à des mouvements plus ou moins complexes, parfaitement coordonnés, en rapport avec la nature des impulsions provoquées. Mais, abandonné à lui-même, le sujet ne tarde pas à retomber dans l'état d'immobilité où il se trouvait au moment où on l'a impressionné. »

III

SUGGESTION

Expressions de physionomie liées aux attitudes
des gestes
Hallucinations provoquées

III

SUGGESTION

Expressions de physionomie liées aux attitudes des
gestes. — Hallucinations provoquées.

La suggestion n'est autre chose qu'une
modification du sommeil cataleptique, s'ob-
tenant à l'aide de certaines manœuvres durant ce dernier état. Richet a dit que « la
suggestion est étroitement liée à la catalepsie, en ce sens que la malade sort de la catalepsie pour entrer dans l'état de suggestion et
retombe ensuite naturellement et fatalement

dans le premier état, aussitôt que l'influence qui a fait naître le second a disparu, soit spontanément, soit sous l'action de l'expérimentateur. »

Braid, qui s'est le premier servi du mot suggestion, n'avait entrevu qu'un petit nombre des faits à la désignation desquels il pût s'appliquer. Il avait remarqué que chez une personne cataleptique, on peut facilement mettre en évidence la liaison étroite, créée vraisemblablement par l'habitude qui existe entre l'expression de la physionomie et certaines attitudes des membres.

« Lorsque, à l'état de veille par exemple, nous menaçons du poing une personne ennemie, ce mouvement s'associe à la contraction de certains muscles du visage, qui communiquent à la physionomie un air de courroux; de même, l'application des doigts sur le devant des lèvres, dans l'acte d'envoyer un baiser, est intimement liée à la contraction des muscles dont l'action exprime le sourire. Or l'attitude du membre s'associe si intimement à l'expresion du visage par la puissance de l'habitude, que, dans le sommeil cataleptique, on détermine avec facilité, d'une façon toute automatique, la plupart des contractions musculaires qui expriment nos sentiments intimes, en communiquant aux membres l'attitude correspondante.

Ainsi le malade sourit lorsqu'on place ses doigts au-devant de ses lèvres; sa figure devient menaçante quand on tend en avant son poing fermé, comme dans l'attitude de la lutte; son visage revêt l'expression de la prière, si on lui croise les doigts des deux mains dans la situation qu'on leur communique d'habitude dans les supplications; et tous ces mouvements de la face s'exécutent spontanément, machinalement, sans que la patiente en ait conscience et que sa volonté intervienne. »

Si maintenant on dispose les membres inférieurs de la malade dans l'attitude où nous les plaçons volontairement lorsque nous voulons monter un escalier, c'est-à-dire que l'une des jambes est à demi fléchie sur la cuisse, le pied appuyé sur une chaise, pendant que l'autre reste étendue, le pied reposant sur le sol, aussitôt la patiente s'élance, se cramponne à la muraille et fait effort pour grimper, avec une telle violence quelquefois que plusieurs personnes sont nécessaires pour la retenir. Si l'on met entre les mains de la malade un morceau de savon, on la voit aussitôt se frotter les mains, comme dans l'acte de se laver, et elle exécute ce mouvement comme une machine, jusqu'au moment où on l'arrête.

Les *hallucinations provoquées*, constituent un des phénomènes les plus curieux de la suggestion; un exemple, dû à Richet, nous en donnera une suffisante description.

« Pendant que B... est en état cataleptique, on attire son regard, et, le dirigeant à terre, on lui dit qu'elle est dans un jardin rempli de fleurs. Aussitôt l'état cataleptique cesse, elle fait un geste de surprise, sa physionomie s'anime : « — Qu'elles sont belles ! » dit-elle, et, se baissant, elle cueille des fleurs, en fait un bouquet, en attache à son corsage, etc. Pendant qu'elle se livre à sa cueillette imaginaire, on lui fait remarquer qu'une grosse limace se trouve sur la fleur qu'elle tient à la main. Elle regarde... l'admiration fait aussitôt place au dégoût, elle rejette la fleur et s'essuie avec persistance la main à son tablier. »

« L'hallucination peut indifféremment intéresser tous les sens, soit simultanément, soit séparément. Lorsqu'après avoir provoqué une hallucination, on abandonne la malade à ses propres ressources, celle-ci, suivant la richesse de son imagination, y reste confinée, on lui fait subir des développements plus ou moins étendus. Par l'association des idées, le cercle dans lequel se meut l'activité cérébrale, une fois mis en jeu par la suggestion étrangère, peut s'élargir spontanément et sans nulle intervention de la part de l'observateur. Si l'on montre un blessé à B..., on la voit prendre un air de commisération, se baisser, s'agenouiller et faire le geste de rouler une bande autour du membre malade. »

Ici ce sont des associations d'idées provoquées, comme tout à l'heure, nous avions affaire à des associations de mouvement. Dans l'un et l'autre cas, la malade reste une automate qui obéit, avec la même facilité qu'un appareil dont tous les rouages seraient habilement combinés, à l'impulsion qu'on lui communique; que cette impulsion soit un mouvement, une impression sensorielle, peu importe, le résultat est toujours le même; c'est la mise en jeu de l'activité automatique du système nerveux, en dehors de toute intervention de la volonté et de la conscience.

IV

PROCÉDÉS D'HYPNOTISME

Hypnotisation par le regard
Pression sur les globes oculaires. — Influence
de l'imagination du sujet
Sensibilité musculaire. — Contracture
Exemples. — Fascination. — Observation
de la Salpêtrière.

IV

PROCÉDÉS D'HYPNOTISME

Hypnotisation par le regard. — Pression sur les globes occulaires. — Influence de l'imagination du sujet. — Sensibilité musculaire. — Contracture. — Exemples. — Fascination. — Observation de la Salpêtrière.

« Il est peu de femmes que l'on ne puisse hypnotiser; il est même certains hommes sur qui la chose est des plus faciles; mais on ira plus vite et plus sûrement en prenant une hystérique. — De celles-là, les jeunes seront préférables, elles sont plus sensibles, plus impressionnables.

Certaines sont grandes liseuses de romans, elles ont un caractère qui ne manque pas d'une certaine sentimentalité: on les préférera à celles qui sont brutales, franchement lascives et « ordurières ». C'est ainsi que s'exprime le Dr Bourneville dans l'*Iconographie photographique de la Salpêtrière.* « Le choix étant fait, continue Bourneville, on asseoit la malade devant soi, on la regarde dans les yeux. Ici, disent les magnétiseurs, il faut avoir la volonté d'endormir. C'est absolument inutile, on peut penser tout ce qu'on voudra à la condition de maintenir son regard fixe et de cligner l'œil le moins possible. On tient le pouce du sujet dans ses doigts refermés uniquement pour le bien fixer et nullement pour le passage d'aucun fluide. Les passes sont absolument inutiles,

elles ne servent qu'à ralentir le commence-
ment du sommeil.

Après deux ou trois minutes de cet état immobile, on voit les yeux du sujet rougir,
s'injecter légèrement, les larmes viennent
baigner les paupières, et roulent sur ses
joues: il faut persister à regarder fixement;
souvent le sujet ferme les yeux et tombe en
arrière. Si cet effet ne se produit pas spontanément, on laisse aller la main du sujet et on
lui applique les pouces sur les globes oculaires en refermant les paupières supérieu-
res. Le sommeil est alors immédiat, le sujet
tombe en arrière en poussant une sorte de
soupir; un peu d'écume vient même quelquefois baigner ses lèvres.

La simple application des pouces sur les

globes oculaires peut quelquefois provoquer l'hypnotisme sans fixation préalable.

Lorsqu'on a déjà hypnotisé souvent un malade, on arrive à le faire bien plus vite et bien plus facilement. La seule idée qu'elle va être endormie, fait que la malade s'endort presque subitement.

Dans ces cas-là, l'imagination est tout, tout se passe dans le sujet. Voici quelques exemples. Vous avez une malade bien exercée qui s'hypnotise vite; il vous suffira d'étendre subitement la main sur sa tète, elle tombera comme foudroyée. « Il nous est arrivé, dit Bourneville, de persuader des malades qu'elles ne pourraient quitter la salle où elles se trouvaient parce que nous avions magnétisé les boutons des portes. Elles hésitaient longtemps à les toucher, mais dès qu'elles l'avaient fait, elles tombaient endormies. Avons-nous besoin de dire que nous n'avions absolument rien magnétisé? Les expériences de magnétisation à distance sont du même ordre et relèvent de la même cause. Que de fois on lit dans les livres des magnétiseurs qu'ils ont réussi à endormir un sujet depuis leur appartement, à travers une porte, à travers l'espace. Ici encore tout est dans le sujet. Nous disions à une malade que de chez nous nous l'endormirions à trois heures du soir. Dix minutes après nous avions oublié cette plaisanterie. Le lendemain nous apprenions qu'à trois heures la malade s'était endormie. »

La sensibilité musculaire est tellement développée pendant le sommeil hypnotique qu'il est possible de faire, par le simple contact, en fait de contraction, ce que produirait un courant électrique. Il est même possible de tétaniser à ce point tous les muscles du corps que le sujet se raidisse absolument et puisse reposer suspendu entre deux chaises. C'est encore pendant le sommeil hypnotique qu'il est possible de produire une sorte de sujétion de l'individu hypnotisé. Il suffit pour cela de lui saisir vivement les deux mains et de se retirer vivement. Dans la plupart des cas, le sujet vous suit alors aussi loin que vous alliez, et ses sens sont tellement éveillés qu'il évite les obstacles, s'applique à ne pas se heurter et repousse vigoureusement les personnes qui viennent s'interposer entre vous et lui.

On a vu plus haut comment se produisait la catalepsie. Dans cet état il est possible de produire, outre différentes poses, d'autres phénomènes désignés sous le nom de *fascination*.

On regarde fixement la malade, ou on lui fait regarder le bout de ses doigts, puis on se recule lentement. Dès lors, le sujet vous suit partout, mais sans quitter vos yeux; il se baisse si vous vous baissez et tourne vivement pour retrouver votre regard si vous vous retournez vous-même.

Si vous vous avancez brusquement, la malade tombe en arrière, tout droit, et tout d'une pièce. Dans cet état le sujet hypnotisé appartient absolument au fascinateur et repousse avec violence toute personne qui vient s'interposer.

Dans les hallucinations provoquées on se sert ordinairement d'un sujet jeune et depuis longtemps hypnotisé. On le met en état de catalepsie et quand on a réussi au moyen du regard à le mettre en fascination, on simule certains actes, on fait semblant par exemple de poursuivre un oiseau. Aussitôt l'hypnotisée est prise d'une hallucination semblable, elle poursuit l'oiseau et accomplit une série d'actes automatiques se rapportant à l'acte qu'on a suggéré. On peut encore avoir l'air de craindre un serpent et c'est alors la terreur qui s'empare d'elle. On conçoit très bien qu'il n'y a pas de limites à de semblables expériences et qu'on peut les varier à l'infini.

Voici une observation de la Salpêtrière que nous abrégeons:

« X..., est endormie par le regard. Elle est impatiente, frappe du pied, fronce les sour-

cils ; les yeux sont brillants, humides, les pu-
pilles sont dilatées ; les paupières battent, il
se produit un peu de larmoiement. Puis les
yeux se portent, le droit en dedans, le gauche
en dehors ; les paupières se ferment ; on entend un bruit pharyngien sourd ; la tête tombe
sur l'épaule. Ceci a duré environ deux minutes. La résolution est complète, la face est
immobile. On note quelques mouvements très
fins des cils.

« Le bruit subit et fort, déterminé par la
fermeture d'une porte, la réveille en sursaut.
Elle est étonnée, demande où elle est, revient
tout à fait à elle ; se regarde et dit : « Comme
je suis propre, mes cheveux sont dénoués. »
(Elle ne se rappelle pas qu'ils l'étaient avant
l'expérience.) On la rendort en une minute.

« En frictionnant légèrement avec le bout

des doigts, les muscles fléchisseurs des doigts et des avant-bras, on détermine une contracture artificielle des deux membres supérieurs — pour faire cesser la contracture, il suffit de malaxer les muscles contracturés — Par ce procédé on fait disparaître la contracture du bras gauche, et on réveille la malade; elle est toute surprise de se voir avec une contracture du bras droit... X... est rendormie. On appuie sa tête sur le dos d'une chaise, ensuite on frictionne les muscles du dos, des cuisses et des jambes, et on place les pieds sur une deuxième chaise ; le corps rigide reste dans cette situation pendant un temps assez long ; il est possible de mettre une charge de 40 kilos sur le ventre sans faire fléchir le corps.

« Si l'on contracture les muscles du dos, la

malade étant appuyée sur le dos d'un assistant, elle suivra celui-ci dès qu'il se mettra en marche... »

La catalepsie peut être déterminée par divers procédés. Après avoir réveillé la malade, on la conduit dans un cabinet noir et on allume une lampe Bourbouze d'un grand éclat. Immédiatement elle est catalepsiée. C'est durant cet état que l'on observe les phénomènes dits de suggestion. Ils sont de deux ordres: tantôt ils dépendent exclusivement de la malade, tantôt de la malade et de l'expérimentateur.

« 1° Suivant l'attitude que l'on impose à la malade, les gestes qu'on lui fait exécuter, la physionomie change et se met en harmonie avec l'attitude. Place-t-on les mains dans la situation d'une personne en colère, la physionomie exprime la colère. — Joint-on les mains, la physionomie traduit la supplication. — Met-on la malade à genoux, c'est l'expression de la prière. — (Porte-t-on l'index et le médius sur les lèvres, comme dans l'acte du baiser, le plaisir amoureux se peint sur le visage.

2° Les phénomènes de suggestion de second ordre constituent les hallucinations provoquées.

A l'aide des doigts placés devant les yeux de la malade, *on prend son regard;* elle suit alors les doigts qui font le simulacre d'une mouche qui s'envole. X..., essaye de chasser l'être imaginaire, secoue son tablier et dit: « Quel bourdon ! quel bourdon ! »

Les paupières sont fermées, afin de modifier le regard. On les rouvre, l'expérimentateur prend de nouveau le regard en le fixant sur ses yeux et tourne autour de la malade, celle-ci tourne sur place, ses pieds se croisent, et si on persistait, elle tomberait.

L'expérimentateur s'avance brusquement vers elle d'un air menaçant : X... a les yeux hagards ; ses paupières sont largement ouvertes ; elle tombe comme une masse en arrière. (Un aide la reçoit et l'empêche de se blesser.)

L'expérimentateur prend le regard et s'éloigne. La malade marche vers lui, repoussant violemment les chaises placées sur son passage, écartant avec une vigueur surprenante, pour passer entre eux, deux assistants qui se sont adossés l'un contre l'autre.

L'expérimentateur simule le geste d'un animal qui court : X... cherche en riant, bouscule tout, se jette sous le lit et paraît essayer d'attraper l'animal imaginaire.

On lui montre le ciel en lui joignant les mains. Elle se met à genoux et on l'interroge :

« Que vois-tu? — Le bon Dieu. — Que vois-tu encore? — La Vierge. — Comment est-elle? — Elle a les mains jointes... un serpent est sous ses pieds... un arc-en-ciel au-dessus de sa tête... il y a une belle lueur derrière elle... rouge, blanche... Je croyais qu'il n'y avait qu'un Jésus, il y en a des quantités. »

L'expérimentateur abaisse ses paupières, remet ses bras dans l'extension, puis ouvre les yeux, prend le regard, et, en indiquant le parquet, dessine le simulacre d'un serpent, et a l'air effrayé. Aussitôt la physionomie de X... exprime l'effroi, elle veut écraser l'animal qui l'épouvante, saisit une chaise pour l'écraser. Ses mouvements sont si violents, qu'on est obligé de la soumettre à l'état de léthargie (il suffit pour cela d'abaisser les paupières), afin qu'elle se calme

« L'expérimentateur la replace en catalepsie, prend son regard et exécute le geste de sentir un mouchoir avec plaisir. Le mouchoir est placé sous ses narines et on lui demande ce qu'elle sent. Elle est contente, et répond: « Le lubin. »

« Même manœuvre, mais avec une expression de dégoût, le mouchoir est mis sous le nez de X... alors son visage décèle le dégoût et elle éternue.

« X... est réveillée (on lui souffle brusquement sur la figure), endormie et mise en catalepsie, son attention est attirée sur une compresse sur laquelle on jette de l'amidon; on l'approche de son nez avec satisfaction, en disant: « Du Lubin », elle respire hâtivement, profondément, *actes qui la réveillent spontanément*. Revenue à elle, elle continue à respirer, disant: « C'est bon! » Elle veut faire sentir la compresse aux assistants, et et enfin la cache dans son corsage.

« X... est rendormie en catalepsie. On fait semblant de verser quelque chose sur une compresse en disant: « Voici de l'éther ». Elle s'empare vivement de la compresse, se sauve dans un coin — comme elle fait à l'état de veille — met la compresse sous ses narines et se cache le visage avec son tablier (c'est ce qu'elle fait d'ailleurs à l'état de veille lorsqu'on lui donne de l'éther). On la questionne: « — Qu'est-ce que tu vois? » Pas de réponse. Bientôt elle parle: « Il veut m'embrasser... nous coucherons ensemble avant la fin de l'année... » elle donne des baisers... « Je m'échapperai pour sûr... Il y a longtemps que je ne l'ai pas embrassé. »

« X,,. est mise en léthargie, puis cataleptiée, R... lui présente du papier en disant: « Voici de bonnes pommes de terre. — Vous allez me graisser, répond-elle ». Ensuite elle prend le papier qu'on lui offre, veut le manger, « — Tu ne vois pas, lui dit-on, que ces pommes de terre sont tombées dans l'ordure? » Aussitôt elle jette avec dégoût le papier-pommes de terre, crache, essuie sa langue, etc.

« X... est endormie et placée en catalepsie; l'expérimentateur lui dit: « C'est donc le jour de la leçon de musique? » X... écoute, on répond: « Il y a une valse là-haut » X..., se met à valser. On la réveille par la compression ovarienne. Elle s'imagine entendre encore la musique.

« Il est possible de multiplier les expériences que nous rapportons, dit Bourneville, soit qu'il s'agisse des *contractures artificielles* qui, comme le répète souvent M. Charcot, permettent de faire, en quelque sorte, la physiologie des muscles et des nerfs, soit qu'il s'agisse des *attitudes imposées* au corps; soit qu'il s'agisse enfin des *hallucinations provoquées*.

Dans le sommeil provoqué, les hystériques paraissent n'avoir ni les rêves agréables, ni les cauchemars qui troublent leur sommeil naturel. « On s'imagine qu'on a rêvé, nous disait X... alors qu'on a simplement entendu causer. »

V

SUGGESTIONS CRIMINELLES

Crimes fictifs suggérés
Exemples. — Vol suggéré
Auto-suggestion

V

SUGGESTIONS CRIMINELLES

**Crimes fictifs suggérés. — Exemples. — Vol suggéré.
Auto-suggestion.**

Le Dʳ Liebeaut a cherché à définir quelle pouvait être la responsabilité; quelle était la part de la suggestion dans les crimes et si les crimes pouvaient être faits par suggestion; il s'exprime ainsi:

« L'on peut poser en principe, dit-il, qu'une personne mise en somnambulisme est à la merci de celui qui l'a amenée dans cet état. J'ai tenté des expériences qui m'ont confirmé dans cette opinion. J'ai voulu m'assurer encore s'il n'est pas possible de leur surprendre des secrets. Un jour, j'affirmai à une jeune fille endormie que j'étais un prêtre et qu'elle était elle-même une pénitente venue pour se confesser. Cette petite prit son rôle au sérieux et me fit une confession de pécadilles charmantes... Le professeur Blandin, ayant poussé sur un argument personnel une dame qu'il avait mise en somnambulisme, en obtint une réponse telle qu'il jura de ne plus se prêter à une manœuvre qu'il avait regardée comme un badinage. »

Le Dr Demarquay cite un cas semblable: « Une dame de la ville, dit-il, hypnotisée et interrogée, se prit pendant cet état de sommeil à répondre à ma curiosité par des con-

fidences faites pour satisfaire une toute autre sorte de curiosité et *tellement graves*,
tellement dangereuses pour elle-même,
qu'aussi effrayé pour la malade que frappé
de ma responsabilité fatalement engagée, je
m'empressai de réveiller la malheureuse,
auteur de ces trop libres communications. »

« On peut, dit encore le Dr Liebeaut, modifier les sentiments des dormeurs, diriger
leurs actions dans le sens des idées fixes
qu'on leur impose. Que d'abus graves de toutes sortes peuvent sortir de là! Ce que
j'avance résulte pour moi d'expériences que
je tentais sur une jeune fille très intelligente
et qui, en état de sommeil profond, était la
plus revêche, et la plus indépendante de caractère que j'eusse rencontrée. Cependant
je parvins toujours à m'en rendre maître.

J'ai pu faire naître dans son esprit les résolutions les plus criminelles, j'ai surexcité des passions à un degré extrême; ainsi il m'est arrivé de la mettre en colère contre quelqu'un et de la précipiter à sa rencontre le couteau à la main; j'ai déplacé en elle le sentiment de l'amitié; et, avec le même instrument tranchant, je l'ai envoyée poignarder sa meilleure amie qu'elle croyait voir devant elle, d'après mon affirmation. Le couteau alla s'émousser contre un mur. Je suis parvenu à déterminer une autre jeune fille moins endormie, à aller tuer sa mère, et elle s'y dirigea, en pleurant, il est vrai. »

Le Dr Bernheim a renouvelé les expériences du Dr Liebeault:

« A un homme de 44 ans, très suggestible, après lui avoir préalablement suggéré

le sommeil, je montre contre une porte une
personne imaginaire, en lui disant que cette
personne l'avait insulté; je lui donne un
pseudo-poignard (coupe-papier en métal) et
lui ordonne d'aller le tuer. Il se précipite et
enfonce résolument le poignard dans la
porte; puis reste fixe, l'œil hagard, tremblant
de tous ses membres. « — Qu'avez-vous
fait, malheureux? Le voici mort; le sang
coule. La police vient. » Il s'arrête terrifié.
On l'amène devant le juge d'instruction fic-
tif, mon interne! — « Pourquoi avez-vous
tué cet homme? — Il m'a insulté. — On ne
tue pas un homme qui vous insulte. Il fallait
vous plaindre à la police. Est-ce que quelqu'un vous avait dit de le tuer? Il répond: —
C'est M. Bernheim. — Je lui dis: « On va
vous mener devant le procureur, c'est vous

seul qui avez eu l'idée de tuer cet homme. Je ne vous ai rien dit; vous avez agi de votre propre chef. »

On le mène devant mon chef de clinique faisant fonction de procureur. « — Pourquoi avez-vous tué cet homme? — Il m'a insulté. — On ne répond pas à une insulte par un coup de poignard. Etiez-vous dans la plénitude de votre conscience? On dit que vous avez le cerveau dérangé parfois. — Non, monsieur. — On dit que vous êtes sujet à des actes de somnambulisme. Est-ce que vous n'auriez pas obéi à l'influence d'une autre personne qui vous aurait fait agir? — Non, monsieur, c'est moi seul qui ai agi, de ma propre initiative, parce qu'il m'a insulté. — Songez-y, il y va de votre vie. Dites franchement, dans votre intérêt, ce qui est. Devant le juge d'instruction vous avez affirmé que l'idée de tuer cet homme vous avait été suggérée par M. Bernheim. — Non, monsieur, j'ai agi tout seul. — Vous connaissez bien M. Bernheim; vous allez à l'hôpital, où il vous endort? — Je connais M. Bernheim, parce que je suis en traitement à l'hôpital où il m'électrise pour guérir ma maladie nerveuse. Je ne puis pas vous dire qu'il m'a dit de tuer cet homme, parce qu'il ne m'a rien dit. » Et le procureur improvisé ne put lui arracher la vérité, puisque la vérité pour lui était ma suggestion dernière : qu'il avait agi de son propre mouvement. »

Ces expériences, alors même qu'elles réussissent, ne sont pas absolument démonstratives, on n'a pas manqué de faire ressortir la docilité des sujets envers les médecins qui ont pour habitude de les soumettre à des expériences ; ils jouent de bonne foi la comédie qu'on leur impose, et on suppose que ceux-là feraient le simulacre d'un crime, mais reculeraient devant un crime réel.

Le Dr Bernheim observe ce qui suit à ce sujet :

« Faites voir à deux sujets une rose fictive à côté d'une rose réelle ; l'un verra la première moins distincte, moins nette, et dira parfaitement quelle est la réelle, quelle est la fictive ; l'autre les verra aussi nettes l'une que l'autre, et ne pourra, malgré tous ses efforts, les différencier. Présentez à plusieurs un verre de vin imaginaire à boire ; l'un ne fera aucun geste, il croira cependant avoir bu son vin ; l'hallucination a été passive. L'autre portera sa main à sa bouche comme pour boire, mais ne fera pas de mouvement de déglutition ; l'hallucination a été floue, ébauchée. Le troisième portera le verre à la bouche, avalera le liquide, fera tous les mouvements de la déglutition, fera claquer sa langue; et s'il boit ainsi plusieurs verres fictifs, il manifestera les signes de l'ivresse. Chez ce dernier l'hallucination est active et complète, elle est vraie comme la réalité.

Pour que le sujet soit identifié avec l'hallucination, il ne suffit pas que celle-ci existe, même très nette; il faut de plus que l'impression émotive de l'image existe, que tout l'être moral du sujet se comporte comme en face de l'image réelle. Je suggère par exemple à quelqu'un : « Voici un chien, il est méchant, il va vous mordre. » Le sujet voit le chien, éloigne son bras, met la main sur son mollet où il a reçu une morsure fictive; tout cela sans le moindre signe d'effroi, sans que sa physionomie traduise la moindre anxiété. Il dit que le chien est là, qu'il sent sa morsure, que son sang coule; il en parle froidement et d'un air indifférent, comme si ce n'était pas de lui qu'il s'agissait. Il est halluciné, mais son être moral n'est pas identifié avec l'hallucination. Ce sujet, si je lui suggère d'aller frapper son voisin, ira mollement, sans conviction, et le frappera mollement, pour la forme. On voit qu'aucune passion n'anime sa main. »

Le Dr Liébeault ne considère pas tous les êtres suggestibles comme aptes à réaliser des actions criminelles : « Ce sont seulement des dormeurs somnambulés profonds, chez lesquels a disparu toute initiative et toute activité sensible et intellectuelle. Ceux-là,

impuissants à faire effort pour sentir, remuer,
discuter et agir, sont de toute nécessité impuissants à résister aux méchantes tenta-
tions. Ne trouve pas qui veut un somnambule
au plus haut degré de concentration d'esprit;
je n'ai rencontré que quatre ou cinq sujets
sur cent parmi ceux que j'ai soumis à l'hypnotisation, sujets par l'intermédiaire desquels
on aurait pu sûrement faire commettre les
crimes les plus épouvantables et que l'on
n'exécute que dans certains cas de folie. Ce
qui a trompé les expérimentateurs qui ont
admis l'impossibilité de faire réaliser des
crimes, c'est le choix peu réfléchi qu'ils ont
fait de ceux auxquels ils ont voulu les impo-
ser. Aussi ne faut-il pas s'étonner s'ils ont
rencontré dans ceux-ci des sujets désobéis-
sant aux ordres donnés, du moment que

ceux-ci étaient contraires à leurs principes moraux ou à leurs intérêts... Et encore ces dormeurs auraient-ils peut-être cédé à leurs injonctions, si elles avaient été insinuées dans leur esprit avec art et insistance. »

Donc, si certains résistent aux suggestions criminelles, si d'autres accomplissent ces actes comme des comédiens qui jouent leur rôle, il en est qui s'identifient complètement avec le rôle.

« Ainsi, dit le D' Bernheim, voici une jeune fille honnête; je lui suggère le sommeil et l'insensibilité. Elle ne sent rien de ce que je lui fais. Je puis la découvrir, la déshabiller, sans aucune protestation, sans que la face trahisse la moindre rougeur. Joue-t-elle la comédie? »

Voici une expérience du Dr Voisin.

« Nous avons suggéré à une femme, pendant le sommeil provoqué, d'aller, à son réveil, s'emparer d'un couteau véritable et d'aller en frapper un mannequin couché dans un lit. Ce mannequin, affublé d'une robe et coiffé d'un bonnet simulant à s'y méprendre une femme couchée. En outre, nous lui avons intimé fermement l'ordre de ne dire à personne l'action qu'elle allait commettre et surtout de ne pas dévoiler que c'était nous qui lui avions commandé cet acte. A son réveil, elle se dirige rapidement vers la table, saisit l'arme et s'approchant brusquement du lit, elle frappa la femme couchée d'un grand coup de couteau, machinalement, sans la moindre expression sur le visage, agissant comme si elle était mue par un ressort. Elle attendit un instant, puis revint à sa place et ne parut se souvenir de rien.

Cependant, au bout de trois jours, nous revoyons notre sujet; la malade était triste, sombre, le visage pâli, les traits tirés comme à la suite de grands chagrins et de longues veillées.

« Depuis trois nuits, dit-elle avec anxiété, je ne dors plus; j'ai d'affreux cauchemars, je crois voir une femme qui me poursuit sans cesse et m'accuse de l'avoir assassinée. Je ne puis me débarrasser de cette horrible obsession. »

Mise de nouveau dans le sommeil hypnotique, nous lui demandons s'il est vrai qu'elle avait assassiné et qui lui avait ordonné le crime. Elle nous répondit qu'en effet elle avait assassiné et que c'était nous-même l'instigateur du crime. Nous lui disons alors que toute cette histoire de crime n'était qu'une plaisanterie, que la femme n'était qu'un mannequin, et que désormais ses nuits seraient calmes et sans cauchemars, sans la vision de l'assassinée. Cette suggestion se réalisa; elle reprit sa physionomie tranquille; son sommeil redevint paisible sans nouvelles visions terrifiantes. »

Cette souffrance, cette anxiété qui obsédait le sujet après l'accomplissement de l'acte criminel suggéré sont la meilleure preuve de la sincérité de l'hypnotisée.

Voici une autre expérience due à M. le Dr Bonjean.

Un jour, nous disons à Mlle P...: Mme M... a un superbe bracelet. Un quart d'heure après être réveillée, vous le prendrez ce bracelet et vous le cacherez dans une de vos poches. » Le vol se commet dans les conditions prescrites. Mlle P... ayant été se rasseoir, Mme M... s'écrie: « Tiens, c'est drôle, je ne retrouve plus mon bracelet. Je l'avais pourtant quand je suis venue. » Puis elle fait mine de chercher partout, sans rien trouver, naturellement. La compagnie s'étonne; on regarde sous la table, on examine les meubles, on secoue les tapis. En fin de compte, quelqu'un propose de se fouiller. Quand Mlle P... qui trouvait tout cela **très** singulier, mais qui de la meilleure grâce fit comme tout le monde, constata la présence sur elle du bracelet disparu, elle pâlit affreusement et se mit à fondre en larmes, s'écriant tout éperdue: « Je ne suis pas une voleuse, savez-vous! Si j'avais le bijou en poche, c'est que quelqu'un l'y a mis. » Il fallut assez longtemps pour calmer ce désespoir très sincère. On attribua la mésaventure à une mystification imaginée par un des plus joyeux convives et on affirma que Mlle P... était l'honnêteté incarnée, et qu'on la savait incapable, non seulement d'improbité, mais encore de la plus légère incorrection. »

Ce qui est vrai pour la suggestion provoquée l'est aussi pour l'auto-suggestion, c'est-à-dire celle qui se fait par le sommeil ordinaire. Il est en effet des rêves qui font que le dormeur est incarné dans le personnage que l'imagination impose. Un assassin se jette sur lui, quelle épouvante! Le pouls s'accélère, la face est anxieuse, des cris de terreur, des gémissements plaintifs se font entendre! Et le rêveur se réveille, sortant d'un terrible cauchemar avec un soupir de soulagement. Mais ce rêve peut devenir somnambulique, le rêveur se lève, va, se livre à des actes divers, dangereux pour lui, dangereux quelquefois pour les autres. Le Dr Maury a dit qu'un somnambule d'une parfaite moralité, peut, dans sa vie somnambulique, devenir un criminel!

Orfila raconte qu'une nuit, étant couché dans une auberge, un somnambule se mit à crier au voleur. On accourut, on lui demanda ce qu'il avait: — Ah! c'est toi, coquin — répondit-il en tirant un coup de pistolet. Poursuivi pour cet acte, il ne fut acquitté qu'en prouvant qu'il était sujet à des accès de somnambulisme.

Un élève du Séminaire de Saint-Pons, ra-

conte *le Moniteur* du 2 juillet 1868, se lève
pendant la nuit, se rend vers l'un de ses pro-
fesseurs, le frappe de trois coups de couteau,
qui, mal dirigés, n'atteignent que le matelas
C'était la première fois que le jeune homme
avait un accès de somnambulisme. Le lendemain quand on lui apprit son acte qu'il
ignorait complètement, l'élève manifesta ses
regrets et le désir de rentrer chez lui.

En mars 1877, les journaux ont parlé
d'une femme qui se volait elle-même. Les
soustractions ayant éveillé de sa part la pen-
sée qu'un voleur s'introduisait la nuit chez
elle, elle mit son fils en surveillance et celui-ci ne découvrit pas sans étonnement quel
était le voleur.

« Ce qui se fait dans le somnambulisme
naturel, ne peut-il pas se faire dans le som-

nambulisme provoqué? dit le Dr Bernheim.

« Quand on a expérimenté sur beaucoup de sujets de toutes conditions sociales, sans enthousiasme et sans parti pris, on arrive à cette conviction absolue que tous les actes réalisés par suggestion ne sont pas de pures complaisances, mais donnent aux sujets l'illusion parfaite de la réalité, et que beaucoup, parmi les plus honnêtes, peuvent être conduits à des actes délictueux ou criminels »

VI

ATTENTATS A LA PUDEUR
PAR SUGGESTION

Observations typiques d'attentats
Hallucinations négatives
Exemples

VI

ATTENTATS A LA PUDEUR
PAR SUGGESTION

Observations typiques d'attentats. — Hallucinations
négatives. — Exemples.

Les Drs Tardieu et Devergie eurent à s'oc-
cuper en 1853, à Marseille, d'une affaire de
viol. Une jeune fille était devenue enceinte à
son insu, à la suite de pratiques faites par
un guérisseur magnétiseur. Les médecins
experts conclurent qu'une jeune fille peut
être déflorée et rendu mère, contrairement

à sa volonté, celle-ci pouvant être annihilée par l'effet magnétique.

Le fait est généralement admis; la plupart des médecins jugent que cet attentat est surtout possible si le sujet hypnotisé est tombé en léthargie, c'est-à-dire inerte, insensible, sans conscience. Alors l'attentat peut être consommé comme dans le sommeil obtenu par le chloroforme.

« La suggestion peut-elle modifier les instincts de la femme de façon à affaiblir sa résistance morale, à produire chez elle un état de conscience nouveau dans lequel elle perd la notion du devoir? » Telle est la question que pose le Dr Bernheim et à laquelle il répond: « Cela n'est pas contestable; la séduction d'une honnête femme n'est au fond que de la suggestion. »

Le Dr Bellanger donne cet exemple :

« Une jeune femme de bonne famille, fort intelligente, de caractère doux et affectueux, fut hypnotisée par un jeune médecin pour des crises d'hystérie. Chaque crise était ainsi transformée en accès de somnambulisme.

« Pendant un de ces accès, elle fit à son médecin l'aveu de l'amour qu'elle ressentait pour lui ; elle s'était mariée contre son gré. Le Dr X... devint l'amant de Mme de B... pendant, bien entendu, l'état somnambulique.

« Dans son état normal, elle n'avait souvenir de rien. Devenue enceinte, elle n'eut aucun soupçon de sa grossesse, n'ayant plus eu de rapports avec son mari depuis un an, et sûre de n'avoir pas manqué à ses devoirs. On attribuait ses malaises à une maladie insolite. Dans le somnambulisme seul, elle savait ce qui en était, et ne s'inquiétait pas trop de la situation.

« Quand, finalement la malheureuse femme découvrit la nature de son mal, l'anxiété fut extrême; sa tête s'égara, elle crut aux esprits, aux maléfices. Au terme de sa grossesse, l'aliénation fut complète et nécessita son transfert dans une maison de santé.

« Mme de B... dit le Dr Bellanger, fut toujours innocente: la somnambule seule en elle fut coupable. Elle guérit toutefois; ses attaques disparurent. Elle ne revit que quelques années plus tard le Dr X... et ne soupçonna jamais qu'il avait été le héros d'une aventure dont elle avait été la victime. »

« Chez certains sujets, dit le Dr Bernheim,

on peut produire des hallucinations négatives, c'est-à-dire, je puis leur suggérer
qu'ils ne me voient plus, ne m'entendent
plus, ne me sentent plus. Je suis parti, je
n'existe plus pour eux.

« Chez certaines personnes très suggestibles l'illusion négative est parfaite. A une
jeune femme honnête, je dis les plus grandes
infamies sans qu'elle rougisse ; les plus
grosses plaisanteries sans qu'elle ébauche le
moindre sourire. Elle n'a pas entendu. J'ai
vu des dames très austères, très pudibondes,
auxquelles on peut, dans cet état, relever la
robe, la chemise, pincer la jambe et la
cuisse, sans qu'elles témoignent la moindre
résistance, ni la moindre émotion. Mono-
idéisées par la suggestion, elles étaient
convaincues que rien ne se passait, l'imagi-

nation effaçait la réalité. Et quand, l'expérience terminée, je dis à l'une d'elles: « Vous allez vous rappeler tout ce que je vous ai fait pendant que je n'y étais pas, » elle se concentre, puis, fort étonnée, répète tout ce que j'ai dit et fait, puis, se rappelant que je l'ai découverte, rougit et dit: « — Non, ce n'est pas possible. C'est un rêve. Je ne me serais pas laissé faire. » Je n'ai jamais vu d'expérience plus impressionnante. Elle m'a laissé la conviction absolue que cette personne n'aurait opposé aucune résistance à une tentative de viol.

« Si forte est chez quelques-unes la puissance de l'imagination suggestionnée, qu'elle arrive à neutraliser et à soustraire à la conscience toutes les perceptions sensitives et sensorielles ! »

VII

FAUX TÉMOIGNAGES SUGGÉRÉS

Hallucinations rétroactives et souvenirs illusoires
Exemple
Un crime en Hongrie
Observations du Dr Lassègue
Un exemple d'auto-suggestion de crime imaginaire

VII

FAUX TÉMOIGNAGES SUGGÉRÉS

Hallucinations rétroactives et souvenirs illusoires. —
Exemple. — Un crime en Hongrie. — Observations
du Dr Lassègue. — Un exemple d'auto-suggestion
de crime imaginaire.

———

Le Dr Bernheim a démontré expérimenta-
lement qu'on peut créer chez tous les sujets
très suggestibles, très hallucinables, des
hallucinations rétroactives ou *souvenirs illusoires* de faits qui n'ont jamais existé.

« Ces souvenirs, dit-il sont créés par
simple affirmation à l'état de veille. Je dis à

tel sujet: « Je vous ai rencontré hier à 9 heures, dans telle rue; on vous avait volé votre porte-monnaie; vous êtes allé faire votre déclaration à la police, etc., etc. » Le sujet est d'abord étonné et nie. J'insiste. Après quelques instants de concentration, il peut être convaincu, raconte le fait dans tous ses détails, avec une sincérité parfaite, est disposé à prêter serment devant la justice, l'hallucination rétroactive s'impose à lui comme une vérité. »

Voici un exemple:

A Tisza-Eslar, en Hongrie, une jeune fille de 14 ans appartenant à la confession réformée, disparaît. Dix-neuf familles juives habitent ce village hongrois. Bientôt le bruit se répand que les Juifs l'ont tuée pour avoir son sang; c'était la veille des Pâques; ils ont mêlé son sang chrétien au pain sans levain de leurs Pâques. Un cadavre repêché plus tard dans la Theiss est reconnu par six personnes comme étant celui de la jeune fille; mais la mère restait incrédule, et d'autres témoins, choisis par elle, refusèrent de reconnaître le cadavre.

La passion antisémitique était soulevée, l'opinion était faite. Treize malheureux Juifs furent arrêtés. Le sacristain de la synagogue a un fils de 13 ans, il est cité devant le juge d'instruction, ennemi féroce des Israélites.

L'enfant ne sait rien du meurtre, mais le juge veut qu'il sache quelque chose, et il confie l'enfant au commissaire de la sûreté, expert pour extorquer des aveux. Celui-ci l'emmène chez lui, dans sa maison; quelques heures après l'enfant avait avoué. Son père avait attiré la jeune fille chez lui, puis l'avait envoyée à la synagogue. Le petit Moritz avait entendu un cri, était sorti, avait collé son œil à la serrure du temple, avait vu Esther étendue à terre, trois hommes la tenaient; le boucher la saignait à la gorge et recueillait son sang dans deux assiettes.

Séquestré pendant trois mois, confié à un gardien qui ne le quitte pas, l'enfant arrive à l'audience, persiste dans ses aveux; la vue de son malheureux père et de ses douze coreligionnaires que la potence menace, les supplications les plus ardentes pour l'engager à dire la vérité, les pleurs, les malédictions, rien ne l'émeut; il répète sans cesse les mêmes choses en les mêmes termes; il a vu. La justice finit par triompher!

Il est évident que l'enfant a été terrorisé par l'homme de la sûreté. Celui-ci lui a persuadé que les Juifs ont l'habitude d'arroser de sang chrétien le pain de leurs Pâques et lui a fait voir dans un langage coloré, la scène de l'égorgement de la fillette. L'imagination de l'enfant nerveux, est vivement frappée, les paroles du personnage font impression sur son faible esprit, et peu à peu l'impression profonde et persistante devient image; sous l'influence de cette suggestion vigoureuse, son cerveau construit de toutes pièces une scène de ce genre. L'enfant désormais a vu! et le souvenir de la vision fictive est si vivant que l'enfant ne peut s'y soustraire.

Voici encore un autre exemple de faux témoignage relaté par le Dr Motet :

« Lasègue racontait qu'un jour il avait

eu à intervenir dans une affaire grave: « Un négociant chemisier est appelé chez un juge d'instruction sous l'inculpation d'attentat à la pudeur sur un enfant de dix ans. Il proteste en termes indignés; il affirme qu'il n'a pas quitté sa maison de commerce à l'heure où aurait été commis l'attentat dont on l'accuse.

Voici comment aurait pris naissance cette fable: l'enfant avait fait l'école buissonnière et il était rentré à la maison longtemps après l'heure habituelle. A son arrivé, sa mère inquiète lui demande d'où il vient; il balbutie; elle le presse de questions; elle s'imagine qu'il a pu être victime d'un attentat à la pudeur; et, lancée sur cette piste, on ne sait pourquoi, elle interroge en ce sens; elle prépare à son fils les réponses, et, quand le père arrive, c'est elle qui, devant l'enfant, raconte l'histoire telle qu'elle l'a créée. L'enfant la retient, la sait par cœur; et quand on lui demande s'il reconnaîtrait la maison où il a été conduit par ce monsieur, il désigne la demeure du négociant; et l'histoire ainsi complétée est acceptée jusqu'au jour où il a été possible de reconstituer l'escapade et de réduire à néant une fable dont les conséquences auraient été si graves.

Un fait des plus bizarres a été rapporté par le Dr Pierre Parisot:

« J'ai été commis par la justice, en août 1896, à l'effet de constater si une nommée L... fille soumise, inculpée de tentative d'avortement, avait accouché, et si elle pouvait être considérée comme jouissant de la plénitude de ses facultés mentales.

Cette fille me déclare avoir accouché d'un enfant du sexe féminin trois semaines avant; cet enfant, à terme, aurait crié une fois, aurait respiré pendant vingt minutes environ avant de succomber. Elle dit avoir accouchée seule dans un bois, après quarante-huit heures de douleurs, elle serait restée sans soins, sans nourriture pendant deux jours.

Le cinquième jour elle aurait fait une course de six kilomètres.

La tête de l'enfant, d'après son dire, avait la grosseur du poignet, le corps avait la longueur d'un avant-bras d'adulte, les cheveux, noirs, mesuraient huit centimètres. Le cordon qu'elle avait déchiré, elle le compare à un boyau de poule que l'enfant avait au nombril.

Dans son interrogatoire, elle avait prétendu une première fois avoir caché le corps de son enfant dans de la mousse, et, une seconde fois, l'avoir jeté au canal.

Comme, à juste titre, on s'étonnait de ces deux versions différentes, et qu'on lui reprochait d'avoir inventé les faits, elle répondit qu'elle n'était pas assez bête pour se faire punir en racontant des faits qu'elle n'aurait pas commis, d'autant plus que si elle ne l'avait pas dit, personne ne l'aurait su.

Avant mon examen, la nommée L... me déclare nettement qu'elle a accouché. Après avoir procédé à un examen complet, j'ai la certitude qu'elle ne présente aucun signe d'accouchement ancien ou récent. Je ne fais pas part à l'inculpée du résultat de mon examen, et je lui demande si elle s'ennuie en prison:

« Je vous le promets, répond-elle, que je

m'ennuie dans ce B… » J'ajoute : « Cela dépendait de vous de ne pas y venir » — « Je le sais bien ; j'ai commis une faute et il faut que j'en subisse la punition. »

Mon rapport conclut donc à l'absence de grossesse et d'accouchement.

Devant le juge , elle maintient ses dires antérieurs et comme le magistrat lui faisait remarquer la gravité de sa situation et la conjurait de dire la vérité, elle répondit : « Eh bien ! je subirai la peine, puisque j'ai commis la faute. »

Le juge lui dit alors d'une voix ferme : — « Nous savons que vous n'avez pas accouché. »« Elle répond : « Demandez-le au docteur qui est là. » Et comme je lui déclarai qu'elle n'avait pas accouché, elle dit : « Eh bien! oui, je n'ai pas accouché! » et elle se mit à sangloter.

Au moment où le juge lui déclare qu'elle n'avait pas accouché, j'ai remarqué un changement complet dans sa physionomie, son expression changea brusquement, comme au réveil, me suis-je dit, de certains états hypnotiques.

Je me suis demandé comment avait pu naître en elle l'idée de s'accuser d'avoir accouché et d'avoir jeté le corps de son enfant dans le canal. Voici comment cette idée s'était développée dans son cerveau et était devenue, pour cette hystérique, l'expression de la vérité; comment, en un mot, elle s'était suggestionnée.

Cette fille était allée dans un village voir une femme qui lui avait annoncé, histoire

inventée de toutes pièces, de la part d'un res-
pectable fonctionnaire, le placement d'un
nourrisson illégitime; elle avait pris un repas
chez cette femme, y avait passé la nuit, puis
était partie emportant à son doigt une bague,
que la femme l'accuse de lui avoir volée; tandis qu'elle prétend que la femme la lui avait
essayée au doigt pour rire, et qu'elle avait
oublié de la rendre ou croyait que l'autre la
lui laissait. Quoi qu'il en soit, quand, deux
jours après, elle fut arrêtée dans un autre
villagé, elle ne pensait plus, d'après son propre aveu, à la bague soustraite. Elle se rap-
pela seulement avoir laissé chez elle une
chemise et un pantalon tachés de sang.
« C'est pour cela, dit-elle, qu'elle a dû me
dénoncer à la gendarmerie comme m'étant
fait avorter. » En voyant les gendarmes qui

viennent l'arrêter, une première idée s'empare donc de son cerveau, celle de la culpabilité.

Le souvenir du détail indiqué éveille la seconde idée d'avortement.

Dominée par ces deux idées fixes, elle rassemble des souvenirs épars d'accouchement, de placenta, etc., et, spontanément, édifie tout un système de culpabilité, qu'elle regarde comme vrai, en l'exposant, car, dans toutes ses réponses, elle paraissait sincère. Elle se plaignait d'être en prison et elle continuait à soutenir qu'elle avait accouché, alors qu'il lui était si facile d'en sortir, en disant la vérité.

Signalons encore ce fait:

En lui demandant comment elle avait avorté, elle répond d'abord : « Un faux pas suffit. » J'insiste en lui disant qu'elle a introduit une sonde, que cette sonde a été fournie par une sage-femme.

Après une certaine hésitation, elle finit par dire : « Eh bien ! oui, c'est une sage-femme (qu'elle désigne). Elle m'a vendu une sonde et elle me l'a placée. »

C'est donc une fille très suggestible et à laquelle on peut suggérer des souvenirs fictifs.

FIN

TABLE ANALYTIQUE

NOUVELLE LIBRAIRIE MÉDICALE

39, rue de Trévise, à Paris

Collection à 1 franc le volume

N° 9

Impuissance et Stérilité

L'impuissance chez l'homme, par défauts de désirs, par dégoût, par défaut d'érection complète, par défaut de conformation. — Stérilité par défaut d'éjaculation, par absence de sparmatozoïdes. — Impuissance chez la femme par vaginisme, par vice de conformation. — Stérilité occasionnelle et momentanée, absence de règles par maladies.

N° 10

L'HERMAPHRODISME

Définition et variétés. — Historique. — Les neufs sortes d'hermaphrodisme. — Malformation masculine et féminine. — Exemples. — Formation des hermaphrodites. — Les hermaphrodites devant la loi. — Mariage. — Erreur de personne. — L'état-civil des hermaphrodites. — Erreur de déclaration. — Les cas célèbres. — L'appétit sexuel chez les hermaphrodites. — L'infantilisme. — Arrêt de développement. — Le féminisme. — L'homme-femme. — La femme-homme. — Les Gynécomastes ou hommes à mamelle avec sécrétion lactée. — Types de Gynécomastes. — Arrêt du développement des testicules. — Exemples.

NOUVELLE LIBRAIRIE MÉDICALE
39, *rue de Trévise, à Paris*

Collection à 1 franc le volume

Nº 13

L'HYSTÉRIE

Son histoire. — Les hommes hystériques. — Caractère de l'hystérie, sa fréquence et ses causes. — Ses degrés. — Ses accès, débuts et durée. — Observations. — La folie hystérique, définition et caractère. — La Salpétrière. — Cas célèbres.

Nº 14

L'Hypnotisme

Son histoire. — Les magnétiseurs. — Le somnambulisme. — Les hystériques et l'hypnotisme. — Sujets hypnotisables. — Procédés employés pour produire la léthargie, la catalepsie et la contracture. — Curieux exemples de ces divers états. — La suggestion, l'hypnotisé assassin, son réveil. — Oubli complet de l'acte. — Obéissance passive. — L'hallucination. — Curieuses observations.

NOUVELLE LIBRAIRIE MEDICALE

39, rue de Trevise, à Paris

Collection à 1 franc le volume

N° 19

LES MORPHINOMANES

Les Fumeurs d'Opium

La morphine. — Ses effets. — Causes de la morphinomanie. — Habitude acquise. — Souffrances. — Délices et voluptés. — Exaltation et dépression vitales. — Désordres du système nerveux. — Les hystériques et la morphinomanie. — Désordres intellectuels. — L'appareil sexuel. — L'opium en Orient. — Mangeurs et fumeurs d'opium. — Mangeurs d'opium en France. — L'opium des fumeurs. — Sa préparation. — La pipe et la manière de s'en servir. — Effets de l'opium sur l'homme et les animaux. — Sommeil, rêves. — Ravages de l'opium.

N° 20

Le Mariage et son Hygiène

Du mariage au point de vue sexuel. — Puberté et nubilité. — Danger de la précocité. — L'âge de la fécondité. — Mariages consanguins et le résultat de la conception — L'amour physique dans le mariage. — Première nuit de noce. — Le vaginisme. — Les fins du mariage. — Les fraudes conjugales. — Variétés. — Leurs dangers. — Exemples. — L'hygiène des sexes. — Le coït dans la grossesse. — Possibilité d'avortement. — Le coït dans l'âge critique. — Hygiène de l'âge critique.

LE CHICHI

ALBUM GRAND FORMAT

Orné de 75 illustrations

suggestives

obtenues par

la Photographie

d'après nature

PRIX : **1** FRANC

OFFENSTADT et Cie

39, RUE DE TRÉVISE, 39

PARIS

parition de la vérole ; Résultat néfaste de la débauche sur les grands.

V. La volupté dans ses résultats sur la santé et la vie humaine. — La lâcheté et la férocité engendrée par la volupté ; Effets des abus volupteux sur la fécondité ; Le sperme stimulant de l'économie générale ; La femme plus voluptueuse que l'homme.

VI. Chasteté et continence. — Impuissance temporaire ; La chasteté absolue ; Le célibat contraire à la femme ; L'abus des fonctions génitales et l'intelligence ; L'érection rebelle à la volonté.

VII. Rapports des sens avec les organes génitaux. — Le toucher, influence des caresses ; L'odorat, effets voluptueux des parfums et de certaines excrétions ; Le goût, Les baisers ; Aberrations singulières de ce sens.

IX. La volupté et la pudeur. — La pudeur sert de frein à la violence ; Fragilité de la pudeur ; La pudeur excite la volupté et la prépare ; Dispositions nécessaires à la conservation de l'espèce.

XII. La fécondation et la volupté. — Les cinq groupes des actes de la génération ; La volupté n'est pas nécessaire chez la femme.

XIII. Affections morales : peines d'amour. — La jalousie chez l'homme et chez la femme ; Jalousie intéressée ; Nymphomanie et crotomanie consécutives à la jalousie ; Exemple d'érotomanie ; Erotomanie mystique ; La monomanie du suicide ; Observation médicale.

XIV. Amour et volupté dans les tempéraments ; Influences. — L'homme sanguin ; Le bilieux ; Le mélancolique ; Le lymphatique ; La femme lymphatique sanguine ; La blonde et la brune ; Variétés dans les types ; Influence de l'alimentation ; Influences climatériques ; Les citadins et les paysans.

XV. Amour idéal, amour matériel. — L'amour dans les passions ; L'amour dans la vie sociale et l'amour purement physique.

Franco contre mandat-poste de **4 francs**

www.ingramcontent.com/pod-product-compliance
Lightning Source LLC
LaVergne TN
LVHW020538060726
842525LV00004B/1222